CATALOGUE

RAISONNÉ

DES

PIÈCES D'ANATOMIE CHIRURGICALE

EN CUIR REPOUSSÉ,

PUBLIÉES

Par les Docteurs Carteaux et Chaillou,

RUE DU HELDER, 5, A PARIS.

Les pièces que nous annonçons et qui composent aujourd'hui une Collection complète, ont reçu, dès leur apparition, un accueil si flatteur des corps savants que nous croirions superflu de revenir sur les témoignages approbateurs qu'elles nous ont valus de toute part. Nous citerons seulement l'adhésion unanime donnée par l'Académie royale de médecine aux conclusions favorables de la Commission chargée d'apprécier la valeur de ce nouveau mode de reproduction[1]. Nous rappellerons aussi que

[1] Voici en quels termes le rapporteur de cette Commission, M. le professeur A. Bérard, dont la science déplore la mort prématurée, s'exprimait dans la séance du 17 mai 1845 :

« Après avoir ainsi constaté la parfaite exécution des produits de MM. Car- « teaux et Chaillou, avons-nous besoin de nous demander si l'heureuse idée des « auteurs doit profiter aux sciences anatomiques? Nous n'avons pas le moindre « doute à cet égard. Il suffit de jeter les yeux sur ce qu'ils ont déjà fait, pour être « convaincu que ce travail peut venir en aide aux dissections; qu'il peut rendre « plus intelligibles les considérations anatomiques dans lesquelles entre le pro- « fesseur de clinique chirurgicale ou d'opération ; enfin qu'il est appelé à rem- « placer le cadavre pour le praticien éloigné des ressources de l'amphithéâtre.

« Les chirurgiens en général font peu de cas des pièces d'anatomie artificielle, « et ils ont raison, parce que, jusqu'à ce jour, quelle que soit la perfection des « procédés mis en usage pour obtenir ces pièces, on n'avait pas offert aux élèves « la nature elle-même comme le font MM. Carteaux et Chaillou.

« Mais, lorsqu'avec une adresse infinie et l'intervention d'une série de moyens « les plus ingénieux, une préparation anatomique est transformée en une sub-

nos pièces étant *moulées sur nature* et *traduites en cuir par le repoussage* joignent à une légèreté et à une solidité à toute épreuve l'avantage de représenter avec une vérité frappante les préparations faites sur le cadavre. Quant à leur utilité, il suffira, pour la démontrer, d'indiquer le choix et la disposition des régions reproduites. C'est ce que nous nous proposons de faire dans un *texte explicatif* qui rendra très-intelligibles les particularités de chaque pièce. Après cet exposé, nous tracerons, sous le titre d'*Applications chirurgicales*, le tableau nominatif des cas où le praticien, aux prises avec la nécessité urgente d'opérer, pourra consulter avantageusement notre *Memento anatomique*.

TEXTE EXPLICATIF

DES

QUATORZE PIÈCES COMPOSANT LA COLLECTION.

N° 1. *Tête avec le col et la partie supérieure du tronc.* — On y remarque les vaisseaux frontaux, temporaux et occipitaux superficiels, la branche orbitaire de l'artère temporale, l'artère

« stance inaltérable, que la configuration imprimée à cette substance est iden-
« tique à celle de la préparation faite par l'anatomiste, loin de chercher à la
« soustraire aux regards de l'élève il faut au contraire l'engager à l'étudier avec
« soin. Ses dissections n'en seront que plus fructueuses, il évitera des tâtonne-
« ments inutiles et suivra avec bien plus de certitude la direction d'une artère ou
« d'un nerf dont il aura déjà entrevu les rapports principaux.
« Les objets en cuir repoussé que MM. Carteaux et Chaillou ont présentés à
« l'Académie, ne sont autre chose que des pièces d'anatomie chirurgicale bien
« préparées. Or, de pareilles pièces ne sont-elles pas, jusqu'à un certain point,
« plus propres à éclairer une démonstration théorique que des pièces desséchées
« dont la préparation est encouragée avec raison dans toutes les écoles, mais qui
« n'en sont pas moins très-défectueuses sous le rapport des formes.
« Nous le répétons donc ici, l'anatomie artificielle de MM. Carteaux et Chail-
« lou ne dispensera pas les élèves de disséquer, mais elle rendra leurs dissections
« plus faciles et plus fructueuses.
« Le professeur de chirurgie y trouvera aussi un moyen de rendre plus sen-
« sibles ses démonstrations.
« Enfin, par les mêmes raisons que celles que nous venons d'indiquer, le pra-
« ticien qui aura oublié quelques-unes des dispositions importantes du corps
« humain (et quelle est la mémoire qui n'ait rien oublié après quelques années
« d'exercice), retrouvera dans cette anatomie les détails qui ne sont plus présents
« à son souvenir.
« Voilà pourquoi, Messieurs, nous donnons tous notre assentiment à l'entre-
« prise de MM. Carteaux et Chaillou. Nous souhaitons que les inventeurs nous
« donnent, comme ils en ont le projet, une anatomie chirurgicale qui présente
« à l'œil et au toucher toutes les parties que l'instrument doit intéresser ou res-
« pecter dans les principales opérations. »

faciale transverse, l'artère maxillaire externe ; le nerf frontal, de nombreux rameaux appartenant au nerf facial, la branche postérieure de la première paire cervicale, la glande parotide et le conduit salivaire de Stenon.

Au col, la dissection décèle d'une manière plus sensible nos intentions chirurgicales. Ainsi, pour mettre à nu l'artère linguale, nous avons détaché et relevé la portion inférieure de la glande sous-maxillaire. Une incision a été faite ensuite aux fibres du muscle hyo-glosse, recouvertes en ce point par le feuillet profond de l'aponévrose cervicale. Ce procédé anatomique, conforme au procédé opératoire de praticiens éminents, permet d'arriver sur l'artère sans intéresser la glande sous-maxillaire, et de saisir ce vaisseau au fond du triangle que limitent en haut le nerf grand hypoglosse, en arrière le ventre postérieur du digastrique uni au stylo-hyoïdien et en avant le mylo-hyoïdien.

C'est aussi en soulevant et en portant en dehors le bord antérieur du sterno-mastoïdien que nous avons découvert l'artère carotide primitive et la veine jugulaire interne qui l'accompagne.

Le corps thyroïde, les muscles sous-hyoïdiens, la saillie du larynx et de la trachée, et plus superficiellement les veines jugulaires externes et antérieures complètent les détails de cette partie du col.

Une autre surface de la région cervicale ne méritait pas moins de fixer notre attention. C'était le vaste triangle dont la clavicule forme la base, et l'apophyse mastoïde le sommet. On verra dans cet espace les divisions du plexus cervical, les artères cervicales transverse et scapulaire supérieure ; plus bas le muscle omo-hyoïdien ; plus bas encore le plexus brachial au côté interne et un peu au-dessous duquel passe l'artère sous-clavière à sa sortie d'entre les scalènes.

Nous signalerons en dernier lieu, sur cette pièce, deux rapports importants en chirurgie. Premièrement celui de l'artère axillaire que nous montrons au-dessus du petit pectoral après avoir écarté préalablement les portions claviculaire et sternale du grand pectoral. Secondement le rapport de l'artère mammaire interne dans le troisième espace intercostal.

N° 2. *Creux de l'aisselle.* — Incision de vingt-deux centimètres comprenant la peau, le tissu cellulaire et une aponévrose filamenteuse. L'espace axillaire est circonscrit en avant par les deux pectoraux, en arrière par le grand dorsal, en dedans par le grand dentelé et les muscles intercostaux. On y trouve des branches nerveuses des premières paires dorsales, anastomosées entre elles et avec des nerfs du plexus brachial; des ganglions lymphatiques, des veines qu'il est dangereux de léser quand on extirpe ces ganglions, la veine axillaire, une veine brachiale profonde, la basilique, la scapulaire commune, la thoracique longue. Puis vient l'artère axillaire enlacée dans les cordons du plexus brachial. L'artère est au côté externe de la veine, le nerf médian au-devant de l'artère, le nerf cubital uni au nerf radial est situé derrière ce vaisseau qu'il recouvre légèrement. Nommons enfin le nerf musculo-cutané, le nerf circonflexe, les artères thoracique antérieure, thoracique longue ou mammaire externe, scapulaire inférieure ou commune, etc.

N° 3. *Membre supérieur entier (face antérieure, couche superficielle).* — Disposé particulièrement pour la pratique de la saignée et des ligatures d'artères.

Envisagée de haut en bas, cette pièce présente :

A l'*épaule,* la saillie des muscles deltoïde et grand pectoral.

Au *bras,* celles du biceps et du triceps, ce dernier recouvert de l'aponévrose d'enveloppe; les veines céphalique en dehors et basilique en dedans; le nerf cutané interne; une incision au fond de laquelle on aperçoit dans leur gaîne l'artère brachiale et les veines satellites placées derrière le nerf médian, au-dessus du coude un léger relief formé par le nerf cubital, puis le ganglion épitrochléen dont l'engorgement inflammatoire s'observe à la suite de certaines lésions des doigts.

Au *pli du coude,* les veines qu'on peut ouvrir dans l'opération de la saignée. Ce sont de dehors en dedans la *radiale,* la *médiane céphalique* croisant en sautoir le nerf musculo-cutané et le tendon du biceps, *la médiane basilique* née comme la précédente de la *médiane moyenne* ou *commune* et voisine de l'artère, et les *cubitales* sur lesquelles rampent des filets du nerf cutané interne.

A l'*avant-bras,* le réseau vasculaire qui concourt à la formation des veines précédentes; les divisions des nerfs cutanés et radial, le nerf médian soulevé à l'aide d'une épingle, l'aponévrose antibrachiale, et sur celle-ci quatre incisions faites à des hauteurs différentes sur le trajet des artères radiale et cubitale.

Au côté externe du membre, l'incision supérieure répond à l'interstice des muscles long supinateur et grand palmaire. L'artère radiale est située en dedans de la veine qui l'accompagne. L'incision inférieure met à nu cette artère au tiers inférieur de l'avant-bras, lieu où ce vaisseau, côtoyé par deux veines satellites, est placé au-devant du radius entre les tendons des muscles précités.

Au côté interne, l'incision supérieure porte sur l'interstice musculaire qui sépare le cubital antérieur du fléchisseur sublime. On voit l'artère entre les deux veines au côté externe du nerf. L'incision inférieure montre le tendon du cubital antérieur porté en dedans, et en sens opposé l'artère qui conserve en ce point, comme plus bas au *poignet*, les mêmes rapports que supérieurement avec le nerf cubital et les veines profondes.

Enfin la *main* offre pour principal objet d'étude sur cette pièce l'expansion et les prolongements fibreux de l'aponévrose palmaire.

N° 4. *Membre supérieur entier* (*face antérieure, couche profonde*). — Sa disposition permet d'embrasser d'un seul coup d'œil les vaisseaux et nerfs du membre supérieur depuis l'épaule jusqu'aux doigts.

Au bras, le biceps a été coupé dans sa partie moyenne et renversé en dehors pour mettre en évidence les cordons du plexus brachial et les vaisseaux profonds. Le nerf médian tient le milieu; au côté externe est le musculo-cutané; au côté interne le cubital accompagné ici d'une artère qui généralement est moins volumineuse. Viennent ensuite l'artère humérale et les veines satellites.

Au-dessous du pli du coude on a également divisé les muscles qui s'insèrent à l'épitrochlée; cette coupe permet de suivre depuis leur origine les artères radiale et cubitale, ainsi que les nerfs désignés plus haut. Le nerf radial s'aperçoit sous le bord interne du long supinateur au côté externe de l'artère de même nom.

Nous indiquerons à la main l'arcade palmaire superficielle et les branches qui en émanent, la division terminale des nerfs cubital et médian, les tendons des muscles fléchisseurs des doigts, ainsi que les gaînes qui les contiennent, notions anatomiques utiles pour le traitement des panaris.

N° 5. *Avant-bras* (*face dorsale*). — L'intérêt de cette pièce qui complète les deux précédentes est presque en entier concentré sur la main. On y remarque les veines qui, partant des doigts, vont former la *salvatelle*, la *céphalique du pouce* ou *radiale* et la *cubitale*; les filets provenant du nerf radial et de la branche dorsale du nerf cubital; la disposition des tendons extenseurs. En outre, la dépression formée par les tendons des muscles extenseurs propres et long abducteur du pouce, au fond de laquelle l'artère radiale peut dans certains cas recevoir une ligature.

N° 6. *Abdomen ou région thoraco-inguinale chez l'homme.* — Pièce d'une haute importance pratique. Le ventre et les cuisses jusqu'à six centimètres au-dessous du ligament de Fallope ont été dépouillés de la peau et du tissu cellulaire souscutané.

Deux côtés à considérer. 1° Côté gauche. Veine et artère tégumenteuses abdominales; tissu adipeux; fascia superficialis; fascia crebriformis dont les ouvertures oblongues sont très-appréciables à la hauteur du pli inguinal; plaie de huit centimètres au-dessus du ligament de Fallope pour mettre à découvert l'artère iliaque externe.

Particularités de cette plaie: incision du fascia superficialis, de l'artère sous-cutanée abdominale et des fibres aponévrotiques du grand oblique. Traction en haut sans division par l'instrument tranchant du bord inférieur des muscles petit oblique et transverse réunis. Décollement et refoulement du péritoine. On aperçoit le cordon spermatique et l'artère iliaque externe, celle-ci placée entre la veine de même nom et le muscle psoas, et donnant naissance en dehors à l'iliaque antérieure et en dedans à l'épigastrique dont l'origine est à cinq ou six millimètres au-dessus du ligament de Fallope. (Lisfranc.)

2° Côté droit. Aponévrose du grand oblique formant en bas le ligament de Fallope, et se confondant avec l'aponévrose fémorale. Deux incisions sont faites à ce muscle : l'une en haut pour montrer le trajet de l'artère épigastrique qu'on a parfois lésée dans la ponction abdominale; l'autre en bas pour mettre à découvert le canal inguinal. Ici nous distinguerons le nerf ilio-scrotal, le muscle petit oblique dont le bord inférieur laisse échapper les anses musculaires du crémaster; le fascia transversalis, l'entre-croisement de l'artère épigastrique avec le cordon testiculaire; puis, sur le plan le plus reculé, le péritoine qu'on entrevoit à travers l'ouverture supérieure du canal inguinal.

Au-dessous de cette plaie en se dirigeant vers le pubis, on trouve l'ouverture inférieure du même canal ou l'anneau circonscrit par ses deux piliers, et qui donne passage au cordon testiculaire, et dans les cas de hernie aux intestins ou à l'épiploon.

Porte-t-on les regards en dehors, on aperçoit le canal crural dont la paroi antérieure a été renversée. Ce conduit renferme l'artère et la veine crurales, la première située au côté externe de la seconde. Le nerf placé plus profondément ne se voit ici qu'à la faveur d'une incision faite en dehors des vaisseaux à la paroi postérieure du canal. Nous ne pouvions montrer sur cette préparation l'orifice supérieur de ce canal formé, comme on sait, par la branche horizontale du pubis, le ligament de Fallope et en dedans par celui de Gimbernat; quant à l'orifice inférieur il est très-distinct; c'est lui qui laisse passer la veine saphène interne un peu au-dessous du point où elle se dégorge dans la fémorale.

Nous ferons une dernière remarque à l'occasion de l'artère épigastrique; c'est que cette artère, comme nous l'avons dit plus haut, naît de l'iliaque externe à cinq ou six millimètres au-dessus de l'arcade crurale. Si donc on la voit former une anse au-dessous de cette arcade sur la pièce dont il s'agit, c'est uniquement par suite de l'abaissement que nous lui avons fait subir avec intention.

N° 7. *Cuisse* disposée pour servir à la recherche de l'artère fémorale dans les trois points principaux où ce vaisseau peut être lié.

Nous montrons d'abord, comme dans la pièce n° 6, mais plus distinctement, les ganglions inguinaux, les artère et veine sous-cutanées abdominales, les vaisseaux honteux externes, le confluent des veines saphène interne et fémorale. De plus les rameaux cutanés du plexus lombaire, l'aponévrose de la cuisse, et sur cette aponévrose, entre les mailles d'un réseau veineux assez considérable, les trois incisions suivantes :

Première incision au-dessous du ligament de Fallope. Rapport de l'artère comme sur la pièce n° 6.

Seconde incision à la réunion du tiers supérieur de la cuisse avec le tiers moyen. Le couturier, guide précieux dans l'espèce, est détaché par son bord interne et porté en dehors, tandis que le premier adducteur est refoulé en dedans; l'artère, située plus profondément que la veine, apparaît au côté externe de ce vaisseau.

Troisième incision, au-dessus du point où l'artère s'engage dans l'anneau fibreux du troisième adducteur. Ici, le couturier a été disséqué par son bord externe et rejeté en dedans. Au fond de la plaie se rencontrent le nerf saphène interne qu'on se gardera bien de comprendre dans la ligature, puis l'artère crurale en dehors, et la veine en dedans.

Observons, du reste, que la cuisse étant portée dans l'abduction, il serait plus convenable de dire, que dans les seconde et troisième incisions, l'artère est située en avant de la veine.

N° 8. *Creux du jarret* (*côté droit*). — Au centre d'un losange formé d'un côté par les muscles biceps et jumeau externe, de l'autre par les muscles demi-tendineux, demi-membraneux, droit interne, couturier et jumeau interne, on trouve sur un plan oblique de dehors en dedans, le nerf poplité externe, le nerf poplité interne, la veine poplitée, et plus profondément l'artère de ce nom qui la croise inférieurement. Plus bas se remarquent la veine saphène externe, une artère et des veines jumelles, ainsi que divers plans aponévrotiques divisés pour mettre à nu cette région.

N° 9. *Jambe* (*face externe*). — Cette partie du membre inférieur, recouverte de son aponévrose, offre à l'observateur plusieurs points à considérer. Nous signalerons entre autres les rapports du tendon d'Achille avec la veine saphène externe et le nerf du même nom; la division superficielle de la branche musculo-cutanée du nerf poplité externe; plus quatre incisions chirurgicales dont trois à la jambe et une à la face dorsale du pied.

Des trois premières incisions deux ont pour objet la recherche de l'artère tibiale antérieure dans les moitiés supérieure et inférieure de la jambe.

En haut, l'incision porte sur l'interstice des muscles jambier antérieur et extenseur commun des orteils; en bas, sur celui des muscles jambier antérieur, fidèle satellite de l'artère, et extenseur propre du gros orteil.

La troisième incision, faite en vue de découvrir l'artère péronnière, est pratiquée en arrière du bord externe du péroné, entre le long péronnier latéral et le soléaire d'abord, puis plus profondément entre le fléchisseur propre du gros orteil et le jambier postérieur. L'artère se montre à quelques lignes en dedans du bord interne du péroné.

La dernière incision, située au pied, comme nous l'avons dit, laisse voir l'artère pédieuse entre le bord interne du muscle pédieux et le tendon de l'extenseur propre du gros orteil.

N° 10. *Jambe* (*face interne*). — Quatre incisions sillonnent cette pièce, sur laquelle on peut suivre la veine saphène interne depuis la malléole jusqu'à l'origine de la cuisse.

La première de ces incisions a pour objet la recherche de l'artère poplitée à sa terminaison d'après le procédé de M. Marchal. Procédé mauvais d'ailleurs, et qui ne devrait être mis en pratique que dans le cas où le vaisseau ne serait pas accessible par le creux du jarret. L'expansion tendineuse connue sous le nom de patte d'oie a été rejetée en avant, et le jumeau interne fortement tiré en arrière. L'artère est soulevée après avoir été saisie dans le point où elle croise la direction de la veine ; rapport indiqué sur la pièce n° 8.

Les trois autres incisions sont faites sur le trajet de l'artère tibiale postérieure.

A la partie supérieure de la jambe, cette artère a été découverte dans l'épaisseur du mollet. On a décollé le jumeau interne dans une étendue de douze centimètres, puis le bord de ce muscle étant porté en arrière et maintenu avec un crochet, on a successivement incisé le soléaire et l'aponévrose des muscles profonds. L'artère qui, à l'état normal, ne se rencontre alors qu'au-dessous du nerf tibial postérieur, a été soulevée ici avec ses deux veines, et par suite portée au-devant de ce nerf.

A la partie inférieure, les deux couches superficielle et profonde des muscles ayant été séparées, l'aponévrose qui recouvre la dernière de ces couches a été incisée de manière à démasquer les vaisseaux et nerf tibiaux postérieurs entre le jambier postérieur et le long fléchisseur du gros orteil.

Enfin, derrière la malléole interne apparaît une troisième fois l'artère tibiale postérieure qui complète à cette hauteur, avec les veines et nerf de même nom, les rapports anatomiques du tendon d'Achille.

N° 11. *Organes génito-urinaires chez l'homme* (*première partie*). — Coupe verticale du bassin suivant une ligne dirigée de la symphyse pubienne à la symphyse sacro-iliaque gauche. La division de la paroi abdominale faite un peu en deçà de la ligne médiane laisse voir les fibres du muscle grand droit du côté gauche tapissé en arrière dans ses parties moyenne et supérieure par le péritoine. A partir de là, cette membrane séreuse va recouvrir successivement l'ouraque et les artères ombilicales, les muscles abdominaux du côté opposé, les vaisseaux épigastriques dont le rapport avec le canal déférent est indiqué par deux épingles, les vaisseaux iliaques externes et iliaques primitifs; elle s'enfonce ensuite dans le petit bassin pour se relever et comprendre plus ou moins complétement dans ses replis la vessie, le rectum, l'S iliaque du colon, le cœcum et plusieurs anses de l'intestin grêle. Nous croyons qu'on appréciera surtout parfaitement la manière dont le péritoine se comporte avec le rectum et le réservoir urinaire.

Si nous procédons maintenant de gauche à droite, en partageant la pièce dont il s'agit en zones verticales, nous trouvons d'abord, reposant sur le moignon de la cuisse droite amputée à dix centimètres du pli de l'aine, les organes génitaux externes. Un testicule seul, celui du côté gauche, est dénudé et montre sa tunique fibreuse sous laquelle se dessinent les saillies de l'épididyme et du cordon spermatique. Ce cordon, composé principalement des vaisseaux spermatiques, du canal déférent et de l'artère funiculaire, peut être suivi jusqu'à une certaine hauteur, et même jusqu'à son origine quant au canal déférent et à l'artère qui lui est propre.

Dans la zone qui suit, on rencontre la coupe de la symphyse du pubis, celle de la racine gauche du corps caverneux; entre ces deux coupes les vaisseaux et nerf dorsaux de la verge; au-dessous le bulbe de l'urètre, une des glandes de Cowper, l'artère transverse du périnée; une coupe du muscle de ce nom; le muscle bulbo-caverneux; l'aponévrose inférieure du périnée sur laquelle rampent les rameaux superficiels des branches inférieures des vaisseaux et nerf honteux internes; puis plus bas encore les sphincters externe et interne de l'anus.

En parcourant la troisième zone, on remarque à la partie postérieure de la symphyse du pubis un faisceau fibreux très-distinct qui donne naissance, en haut au ligament *pubio-prostatique*, ou portion antérieure de l'aponévrose supérieure du périnée; en bas au *ligament de Carcassonne*, ou portion antérieure de l'aponévrose moyenne du périnée. Près de ce faisceau fibreux s'insère comme lui à la symphyse du pubis le petit muscle de Wilson, qu'on voit s'épanouir sur la portion membraneuse de l'urètre, au-devant de la prostate, pour se confondre avec le muscle du côté opposé, au-dessous de ce conduit. Inférieurement, l'aponévrose périnéale moyenne qui forme cloison derrière le bulbe de l'urètre, se continue, mais en dedans seulement, avec l'aponévrose superficielle. Elle est, du reste, traversée par les vaisseaux et nerf honteux déjà indiqués et doublée du côté du bassin par le releveur de l'anus.

Nous comprenons dans la quatrième zone les organes intra-pelviens proprement dits. La vessie, sur laquelle on distingue la coupe du péritoine, l'ouraque, un des cordons fibreux qui, dans un autre âge, constituaient les artères ombilicales, des vaisseaux et nerfs vésicaux, en bas et en arrière l'uretère gauche qu'il est facile de suivre jusqu'au rein correspondant. Au-dessous de la vessie, un plexus veineux considérable, qui voile de ses mailles serrées une partie de la prostate et de la vésicule séminale; l'artère vésico-prostatique. Plus bas, le rectum sillonné par les vaisseaux hémorrhoïdaux supérieurs et moyens. Cet intestin est masqué en bas par une portion du muscle releveur de l'anus et de ses aponévroses dont on voit la coupe semi-elliptique, et plus superficiellement par les vaisseaux et nerf honteux internes dont il a été question plusieurs fois.

Nous signalerons en dernier lieu diverses parties molles intéressées par le bistouri dans la coupe de la pièce. Ce sont entre autres l'artère ombilicale, les vaisseaux iliaques externes, obturateurs, fessiers, ischiatiques, l'artère hémorrhoïdale inférieure née de la honteuse interne, le nerf obturateur, le plexus sacré, le ligament sacro-sciatique, les muscles pyramidal, iliaque, psoas, sacro-lombaire, très-long du dos, etc.

Nº 12. *Organes génito-urinaires chez l'homme* (*deuxième partie*).—La coupe du bassin a été dirigée ici de manière à mettre surtout en vue la disposition intérieure des voies urinaires. Pour atteindre ce but, nous avons retranché aux dépens du côté gauche un tiers environ de la circonférence de l'urètre, de la prostate et de la vessie; l'uretère a été laissé intact dans la partie moyenne de son trajet, et le rein divisé en totalité. En haut, la préparation présente comme accessoires les muscles droits de l'abdomen renversés, et sur la face interne de l'un de ces muscles, l'artère épigastrique gauche. En arrière, quelques circonvolutions intestinales recouvertes par le péritoine; une coupe des muscles iliaque et psoas, une coupe des vaisseaux iliaques, du sacrum et des muscles de la région dorso-lombaire. Revenons aux organes génito-urinaires.

Sur le tronçon de la cuisse droite est placée la verge, fendue jusqu'au gland, et dans un état d'érection incomplet qui permet de reconnaître la texture du corps caverneux, sans modifier la direction normale de l'urètre. La face supérieure du pénis, dépouillée de ses téguments, laisse voir le ligament suspenseur ainsi que les vaisseaux et nerfs dorsaux de cet organe. Nous avons cité la coupe du corps caverneux. Au-dessous apparaît l'urètre revêtu de sa couche circulaire de tissu spongieux. Cette portion du conduit urinaire se termine inférieurement par le bulbe en arrière duquel on aperçoit une des glandes de Cowper. On voit ensuite la portion membraneuse de l'urètre dont la courbure répond par sa concavité à la symphyse pubienne, et par sa convexité au plancher du périnée. Puis, en troisième lieu, la portion prostatique dans laquelle on distingue l'orifice des canaux éjaculateurs indiqué par des épingles, le vérumontanum, et en arrière de cette éminence la luette vésicale.

La vessie, qui sur cette pièce occupe la plus grande partie du petit bassin, a été distendue avec intention pour montrer que, dans son état de réplétion, cet organe est, dans une étendue considérable, en contact avec les parois abdominales, sans interposition du péritoine. Elle n'offre d'ailleurs rien de notable à considérer, si ce n'est à la base du trigone vésical, l'orifice inférieure de l'uretère gauche, conduit qu'on peut suivre jusque dans l'intérieur du rein.

On remarque, en outre, divers détails intéressants qu'il suffira de nommer : le testicule droit, l'insertion des muscles bulbo-caverneux et transverse du périnée ; les constricteurs et releveurs de l'anus, la terminaison des vaisseaux hémorrhoïdaux supérieurs, le trajet des mêmes vaisseaux sur le rectum ; la vésicule séminale gauche et l'origine du canal déférent. Puis derrière la symphyse du pubis l'insertion du muscle de Wilson et des aponévroses supérieure et moyenne du périnée.

N° 13. *Organes génito-urinaires chez la femme (première partie).*—Coupe analogue à celle de la pièce n° 11. Laissant voir dans leur intégrité la vulve, le vagin, l'utérus et ses annexes, la vessie, le rectum, une masse considérable d'intestins et le rein du côté gauche. Les muscles droits renversés sur le pli de l'aine entraînent avec eux le sommet de la vessie. La cuisse est dans la demi-flexion.

Pour indiquer avec plus de méthode les particularités de cette pièce, nous la diviserons en zones concentriques. Dans la première, nous trouverons la vulve, le périnée et l'anus. Ces trois parties sont intactes. Dans la seconde, limitée en avant et en bas par la coupe des téguments, en arrière et en haut par celle du muscle releveur de l'anus, on remarquera une section de l'os pubis faite à un centimètre environ de la symphyse de ce nom. Sur cette portion osseuse est attaché, à l'aide d'une épingle, un plexus veineux appartenant aux annexes de l'utérus. En avant s'aperçoit un petit espace occupé par du tissu cellulaire. Plus bas est la racine gauche du clitoris fixée sur le releveur de l'anus par son extrémité tronquée, et croisant ainsi la direction des vaisseaux et nerf clitoridiens. Entre ces vaisseaux et la grande lèvre du côté correspondant, on distingue parfaitement les fibres du muscle constricteur de la vulve sillonnées par les divisions inférieures des vaisseaux et nerf honteux internes. En arrière du principal faisceau dépendant de ce muscle près de l'origine de l'artère clitoridienne, l'artère bulbeuse s'enfonce dans le tissu spongieux du vagin. Le reste de cette zone offre à considérer une portion du muscle transverse du périnée, le sphincter externe et le releveur de l'anus sur les fibres desquels on peut suivre mieux qu'on ne le ferait chez l'homme, le trajet de l'artère hémorrhoïdale inférieure née de la honteuse interne.

La troisième zone comprend l'utérus et ses annexes, lesquels étalés à dessein sur la paroi latérale gauche de la vessie, masquent en partie ce viscère. Ces annexes sont, avec un plexus veineux déjà indiqué, la trompe, l'ovaire et une portion du ligament rond. Au-dessous de la vessie, sur le côté du vagin, s'observe un second plexus veineux plus abondant que le premier, et qui correspond à celui qu'on rencontre sur la prostate. Puis à l'étage inférieur de la cavité pelvienne apparaît un segment de l'intestin rectum sur lequel se dessine la coupe du muscle releveur de l'anus et de son aponévrose supérieure. Toutes ces parties d'ailleurs sont recouvertes par un réseau vasculaire très-serré, dans lequel on remarque surtout les artères utérine, ombilicale, vésicale et hémorrhoïdales supérieure et moyenne. Quant aux vaisseaux, nerfs, et autres tissus intéressés dans la coupe générale du bassin, ils sont les mêmes que ceux désignés à l'occasion de la pièce n° 11.

N° 14. *Organes génito-urinaires chez la femme (deuxième partie).* — Dans cette coupe, qui complète la précédente, le bistouri passant par la symphyse du pubis a enlevé la grande lèvre du côté gauche, une partie de la petite lèvre du même côté, la paroi latérale de l'urètre et celle du vagin. De cette manière on voit distinctement le ligament suspenseur, la racine gauche et le corps caverneux du clitoris, le gland qui le termine et donne par les côtés naissance aux petites lèvres, le vestibule, le méat urinaire, l'intérieur de l'urètre jusqu'à la vessie, l'orifice du vagin, la surface muqueuse et les rides de ce canal, le cul-de-sac qu'il forme avec le col de l'utérus et ses rapports avec la vessie et le rectum.

En comprenant aussi dans cette coupe les annexes de la matrice, l'uretère gauche et les vaisseaux situés sur le côté du vagin, nous avons démasqué la vessie, la matrice et la partie supérieure du rectum, en sorte qu'il est facile de saisir, chose fort importante en chirurgie, la manière dont le péritoine se comporte avec ces trois organes, et de juger jusqu'à quelle hauteur il est possible de porter l'instrument dans l'intérieur du bassin sans atteindre cette membrane.

Si maintenant nous passons à la partie supérieure de la pièce, nous retrouvons encore le péritoine qui, après avoir tapissé les organes ci-dessus, va recouvrir la trompe utérine dont on aperçoit le pavillon, le ligament rond qui croise les vaisseaux épigastriques avant de pénétrer dans le canal inguinal, l'ovaire et son ligament, puis de là se porte vers la paroi abdominale.

Enfin, en arrière, nous avons découvert l'angle sacro-vertébral, les uretères, les reins, les vaisseaux qui s'y distribuent, l'origine de l'hémorrhoïdale supérieure, et surtout la terminaison de l'aorte abdominale et ses rapports dans le point où il peut être avantageux de la comprimer.

APPLICATIONS CHIRURGICALES.

N° 1. Ligature des artères temporale, occipitale, maxillaire externe, linguale, thyroïdienne supérieure, carotide primitive, sous-clavière, axillaire (au-dessus du petit pectoral) et mammaire interne. Ouverture des abcès et ablation des tumeurs de mauvaise nature situés dans les régions ci-dessus décrites. Ténotomie du muscle sterno-mastoïdien dans le torticolis. Injection de la carotide primitive dans les embaumements, etc.

N° 2. Ligature de l'artère axillaire dans le creux de l'aisselle. Ouverture des abcès de cette région. Dissection des ganglions suspects dans l'extirpation de certaines tumeurs du sein.

N°s 3, 4 et 5. Saignée du bras, saignée de la main; ligature des artères humérale, radiale et cubitale, chacune à des hauteurs différentes. Ouverture des abcès profonds de l'avant-bras et des panaris. Sections tendineuses et aponévrotiques, etc.

N° 6. Ligature des artères iliaque externe et épigastrique. Réduction et débridement des hernies. Paracentèse. Ouverture des abcès des parois abdominales et de l'aine.

N° 7. Ligature de l'artère fémorale aux trois lieux d'élection.

N° 8. Ligature de l'artère poplitée dans le creux du jarret.

N°s 9 et 10. Saignée du pied. Ligature de l'artère poplitée à sa terminaison. Ligature des artères tibiale antérieure, tibiale postérieure et péronnière sur divers points de leur trajet. Ligature de l'artère pédieuse. Section du tendon d'Achille et des tendons qui forment la patte d'oie.

N°s 11 et 12. Cathétérisme chez l'homme. Opérations relatives au traitement des rétrécissements de l'urètre. Cautérisation du vérumontanum et des orifices des canaux éjaculateurs dans le cas de pertes séminales. Taille par les diverses méthodes. Ponction de la vessie. Opérations praticables sur le rectum. Ligature des veines spermatiques. Ouverture des abcès du périnée et de la région anale.

N°s 13 et 14. Cathétérisme chez la femme. Opérations praticables sur le col utérin. Traitement des fistules vésico-vaginales, du trombus de la vulve et des abcès développés dans l'épaisseur des grandes lèvres. Compression de l'aorte abdominale pour arrêter la métrorrhagie à la suite de couches, etc.

En résumé, le chirurgien peut, à l'aide de ces quatorze pièces, pratiquer plus de trente ligatures d'artères, tous les modes usités de phlébotomie, les principales sections tendineuses, la réduction et le débridement des hernies, la paracentèse, le cathétérisme, la dilatation et la cautérisation de l'urètre, la taille, la cautérisation du col utérin, etc., sans parler des ouvertures d'abcès et des opérations nombreuses qui réclament à chaque instant la connaissance exacte des principales régions du corps humain.

4

CONDITIONS DE LA VENTE :

Le prix détaillé des quatorze pièces composant notre Collection est fixé ainsi qu'il suit :

Nos	Pièce	Prix
1.	Tête	33 fr.
2.	Creux de l'aisselle	21
3.	Bras (couche superficielle)	21
4.	Bras (couche profonde)	21
5.	Avant-bras	16
6.	Abdomen	27
7.	Cuisse	21
8.	Creux poplité	16
9.	Jambe (face externe)	21
10.	Jambe (face interne)	21
11.	Organes génito-urinaires chez l'homme (première partie)	33
12.	Même sujet (deuxième partie)	33
13.	Organes génito-urinaires chez la femme (première partie)	33
14.	Même sujet (deuxième partie)	33
	Total	350 fr.

AVIS IMPORTANT.

Il sera fait une remise de 25 francs à tout acquéreur qui prendra la collection. Quel que soit d'ailleurs le nombre des pièces désirées, celles-ci seront expédiées dans un bref délai aux personnes qui en adresseront la demande à MM. les docteurs Carteaux et Chaillou, *rue du Helder*, 5, par lettre affranchie, ou par l'entremise d'un libraire, commissionnaire, etc. Ces pièces sont peintes d'après nature avec beaucoup de soin et fixées sur des planchettes légères qui permettent de les suspendre dans un cabinet. Prévoyant toutefois le cas où ce mode de placement trouverait quelque difficulté, l'administration se charge de faire confectionner, au prix le plus modéré, une caisse à coulisses en forme de casier, dans laquelle les pièces demandées peuvent être transportées et conservées intactes *sans occasionner le moindre embarras.*

DE L'IMPRIMERIE DE CRAPELET, RUE DE VAUGIRARD, N° 9.

www.ingramcontent.com/pod-product-compliance
Lightning Source LLC
LaVergne TN
LVHW010824150926
848035LV00047BA/1296
9782019692131